Inhalt

Intervallfasten: Schnell und lecker abnehmen, mehr als nur eine Diät. (5:2-, 16:8 und 18:6-Fasten inkl. Rezepte und Plan)

Invervallfasten – Ein Guide zum Ernährungstrend

Wer sich mit Ernährung, Gesundheit und Abnehmen beschäftigt, hat sicher bereits vom Intervallfasten gehört. Die neue Fastendiät, die sich in den letzten Jahren vom Geheimtipp zum echten Trend entwickelt hat, findet auch in Expertenkreisen immer größere Beachtung. Und dabei werden die Begriffe Diät und Trend dem Intervallfasten eigentlich nicht gerecht. Mehr als eine Diät ist das Intervallfasten ein umfassender Weg der Ernährung, der auf Ganzheitlichkeit und dem natürlichen Rhythmus des Körpers aufbaut. Für manche Menschen ist das Intervallfasten gar ein Lebensweg, durch den sie zurück zu mehr Ursprünglichkeit finden und neben dem körperlichen auch ihr seelisches Wohlbefinden verbessern. Anders als auf den schnellen Gewichtsverlust mit anschließendem Jojo-Effekt stellt sich der Körper beim Intervallfasten dauerhaft um und findet zu einer verbesserten Energiebalance. Das hält den Körper langfristig fit und sorgt dafür, dass ungesunde Fettpolster schmelzen.

Was ist das Intervallfasten genau?

Das Intervallfasten baut auf den natürlichen Ernährungsgewohnheiten des Menschen auf und orientiert sich am menschlichen Biorhythmus. Wer in Intervallen fastet, vermeidet Routine und regt damit die Fettverbrennung an. Lange Zeit hielt sich unter Abnehmwilligen hartnäckig die Theorie, dass möglichst viele kleine Portionen Nahrung, über den Tag verteilt aufgenommen, am erfolgversprechendsten seien. Studien aus den USA haben allerdings gezeigt: Praktisch umgesetzt bringt dieses Konzept keinen langfristigen Abnehmerfolg. Ganz anders beim Intervallfasten. Wird die Nahrungsaufnahme an den Biorhythmus einer Person angepasst, inklusive längerer Pausen zwischen den Mahlzeiten, lassen sich dauerhafte Erfolge erzielen. Und das ist nicht weiter verwunderlich, denn bevor uns rund um die Uhr industriell zubereitetes Essen zur Verfügung stand, streiften wir Menschen auf der Suche nach Nahrung lange Zeit über Stunden und manchmal sogar Tage durch die Wildnis.

Wann es wieder eine Mahlzeit gab, die die ganze Familie sättigen konnte, das hing in der Hauptsache vom Jagderfolg ab. Und auch im späteren Verlauf der menschlichen Geschichte, als Menschen begannen Felder zu bewirtschaften und sich ein größeres Angebot an Nahrungsmöglichkeiten erschloss, folgte die Nahrungsaufnahme keiner sturen Routine, sondern war von Saison und Ertragsreiche abhängig. Unser Körper ist es daher seit Jahrhunderten gewohnt, Nahrung in unregelmäßigen Abständen aufzunehmen, inklusive längerer Pausen.

Auch Ernährungswissenschaftlicher gehen mittlerweile sicher davon aus, dass das Intervallfasten die gesündeste Form der Nahrungsaufnahme für den menschlichen Organismus ist. Fastenperioden sind fest im menschlichen Biorhythmus verankert und verbrennen nicht nur Fett, sondern setzen gleichzeitig Energie frei. Zudem hat sich gezeigt, dass durch das Intervallfasten kein Muskelabbau zu befürchten ist. Im Gegenteil, das Intervallfasten wirkt beim Muskelaufbau unterstützend, mit der Voraussetzung, dass Sie neben den Fastenperioden zusätzlich auf gesunde Ernährung achten.

Was bedeutet Fasten? Eine kulturelle Betrachtung

Das Fasten ist seit Jahrhunderten in verschiedenen Kulturen rund um den Globus für seine heilende Wirkung bekannt. Auch in den großen Weltreligionen und in verschiedenen spirituellen Bewegungen wird das Fasten zelebriert. Die in unseren Breitengraden bekannteste Fastenzeit sind die 40 Tage vor dem Osterfest. Auch Ramadan, der islamische Fastenmonat, wird weltweit von Million von Menschen gefeiert. Jüdische Feiertage werden nicht selten von einem 25-stündigen Fasten begleitet, um Körper und Geist zu reinigen. Aus Überlieferungen ist zudem bekannt, dass schon im alten Ägypten die Vorteile des Fastens bekannt waren und strenge Fastenzeiten eingehalten wurden, um den Körper zu reinigen. Heute hat das Fasten Einzug in verschiedene Lebensbereiche gehalten, auch abseits von religiösen und spirituellen Bewegungen.

Zunehmend entwickelt sich ein stärkeres Bewusstsein für die positive Fastenwirkung auch in der breiteren Masse, denn neben der Heilwirkung und den Vorteilen für die Gesundheit, sind auch die positiven Auswirkungen des Fastens auf die Figur nicht von der Hand zu weisen. Detox ist ein Begriff, der in der Diätindustrie in den letzten Jahren immer populärer geworden ist und doch muss Detox klar vom traditionellen Fasten unterschieden werden. Teure Detoxsäfte sind für das Fasten nicht notwendig. Im Gegenteil: Falsch angewendet können sie Schäden im Magen- und Darmtrakt anrichten. Fasten setzt neben dem Verzicht auf ganzheitliche und gesunde Ernährung. Das aktiviert die Selbstheilungskräfte des Körpers und kurbelt das Immunsystem an.

Medizinisch betrachtet - Was passiert beim Fasten im Körper?

Sobald dem Körper keine Kalorien und Kohlenhydrate mehr zugeführt werden, beginnt er damit, auf die eigenen Energiereserven zuzugreifen. So wird überschüssiges Fett verbrannt und wir nehmen ab. Innerhalb von drei Tagen nach Beginn des Fastens stellt sich der Körper zudem um. Sowohl das Herz-Kreislauf-System als auch der Magen-Darm-Trakt werden entlastet. Das entschlackt den Körper auf mehreren Ebenen. Ein aus dem Takt geratener Hormonspiegel verbessert sich durch das Fasten in vielen Fällen wieder und der Blutfluss wird angeregt. Nebenbei baut der Körper nach einer Eingewöhnungsphase Stress ab. Das wirkt sich zusätzlich positiv auf die seelische Gesundheit aus.

Was muss beim Fasten beachtet werden?

Damit das Fasten tatsächlich gelingt und zu gesundem Gewichtsverlust führt, müssen einige Dinge beachtet werden:

- Nehmen Sie beim Fasten immer genug Flüssigkeit zu sich. Mindestens zwei, am besten drei Liter pro Tag

- Verzichten Sie auf künstlich gezuckerte Getränke und setzen Sie stattdessen auf Wasser und Tee

- Von Null auf Hundert ist selten eine gute Idee. Tasten Sie sich langsam an das Fasten heran und erlauben Sie Ihrem Körper eine Eingewöhnungsphase

- Wer von einem Tag auf den anderen die Nahrungsaufnahme völlig einstellt, muss mit Heißhungerattacken, Schwindel, niedrigem Blutzucker und Stoffwechselproblemen rechnen

- Eine Umstellung des Ernährungsrhythmus innerhalb kurzer Zeit kann zu Problemen führen. Führen Sie Ihren Körper deshalb auch an das eigentlich gesunde Intervallfasten behutsam heran und achten Sie auf die Signale, die Ihr Körper Ihnen gibt

Besteht beim Intervallfasten ein Risiko?

Für die meisten Menschen besteht beim Intervallfasten kein Risiko. Im Gegenteil, das Intervallfasten ist für Gesundheit und Figur förderlich. Dennoch gibt es ein paar Ausnahmen. **Vor dem Fasten sollten Sie sich mit Ihrem Arzt absprechen, wenn:**

Sie schwanger sind. Intervallfasten kann zwar auch für Schwangere funktionieren, jedoch sollte die besondere Situation mit einem Arzt besprochen werden

- Wenn Sie durch das Fasten langanhaltende Probleme mit Kreislauf oder Verdauung, auch nach einer Umgewöhnungsphase, bemerken

- Sie Diabetiker sind

- Sie Medikamente einnehmen, die an einen speziellen Ernährungsrhythmus gekoppelt sind

- Sie unter einer Krankheit leiden, die sich nicht mit dem Intervallfasten verträgt

Die 5:2 Methode – Umsetzung und Rezepte

Nachdem Sie nun umfassend über die Hintergründe des Intervallfastens informiert sind, kann es mit der 5:2 Methode losgehen. Wie bereits erwähnt, bedeutet die 5:2 Methode folgendes: Fünf Tage darf mit wenigen Einschränkungen gegessen werden, zwei Tage wird gefastet. An den Fastentagen muss bei 5:2 nicht vollständig auf das Essen verzichtet werden. Frauen dürfen 500 Kalorien zu sich nehmen, Männer 600. Wer möchte, kann allerdings auch ganz auf Nahrung verzichten.

In diesem Fall sollten Sie aber besonders gut darauf achten, dass Sie immer ausreichend mit Flüssigkeit versorgt sind. Welche zwei Tage in der Woche gefastet wird, können Sie frei wählen. Auch müssen die Fastentage keine aufeinanderfolgenden Tage sein. Experten empfehlen sogar, die Fastentage möglichst breit zu variieren, um sie einem in der Natur gegebenen Nahrungsaufnahme-Rhythmus anzupassen.

Rezepte Fruchtstück

Kräutertee

Was Sie benötigen:

- Kräutertee Ihrer Wahl, oder
- Frsche Kräuter
- 1L Wasser

So wird es gemacht:

Besorgen Sie sich den Kräutertee Ihrer Wahl und brühen Sie am besten eine 1 Liter Kanne auf. Da das gewohnte Frühstück ausfällt, sollten Sie ausreichend Tee aufkochen, um den Magen zu füllen.

Tipp: Wenn Sie es besonders gesund mögen, können Sie frische Kräuter statt fertigem Tee aufkochen.

Grüner Smoothie Birne-Feldsalat

Was Sie benötigen:

- 1 Birne
- 1 Handvoll Feldsalat
- Spritzer Limettensaft
- n. B. etwas brauner Zucker
- 200 ml Wasser
- Mixer

So wird es gemacht:

Lassen Sie den Feldsalat etwa 10 Minuten in Wasser einweichen und waschen Sie ihn anschließend gründlich. Während der Feldsalat einweicht, können Sie die Birne ebenfalls waschen, den Stiel entfernen und die Birne anschließend in kleine Würfel schneiden.

Danach geben Sie Feldsalat und Birnenwürfel gemeinsam mit 200 ml Wasser in einen Mixer und mixen die Zutaten auf höchster Stufe gut durch. Wenn Sie möchten, können Sie den Smoothie mit etwas braunem Zucker und einem Schuss Limettensaft abschmecken.

Bestenfalls konsumieren Sie den Smoothie gleich im Anschluss.

Tipp: Für extra Frische im Sommer, können Sie ein paar Eiswürfel mit in den Mixer geben.

Rezepte Snacks

Leichter Salat mit Rucola, Tomaten und Balsamico

Was Sie benötigen:

- 100g Cherrytomaten
- 1 Schachtel Rucola
- 50 ml Olivenöl
- 50 ml Balsamico
- 1 TL Honig
- 1 TL Senf (mild oder mittescharf)

So wird es gemacht:

Waschen Sie den Rucola gründlich und geben Sie ihn anschließend in eine geeignete Schüssel. Danach Cherrytomaten waschen, halbieren und ebenfalls in die Schüssel geben. Jetzt Balsamico, Honig und Senf in einer zweiten Schüssel gründlich verrühren und dem Salat als Dressing untermischen.

Tipp: Um richtig satt zu werden, können Sie etwas fettarmen Feta in den Salat geben. Gehen Sie aber nicht zu großzügig mit dem Feta um, damit die tägliche Kalorienzufuhr an den Fastentagen unter 500 bzw. 600 Kalorien bleibt.

Avocado - Mango-Salat

Was Sie benötigen:

- ½ Mango (reif)
- ½ Avocado (reif)
- Etwas Zitronensaft
- Basilikum (optional)
- Schuss Olivenöl
- Schuss Balsamico (rot)
- n. B. Salz und Pfeffer

So wird es gemacht:

Avocado und Mango von Kern und Schale befreien und anschließend in mundgerechte Würfel schneiden. Geben Sie Mango und Avocado gemeinsam in eine Schüssel und würzen Sie nach Belieben mit Salz und Pfeffer.

Als Dressing dienen ein Schuss Balsamico und etwas Olivenöl. Mischen Sie den Salat gut durch und mengen Sie für eine besondere Geschmacksnote etwas Basilikum unter.

Tipp: Damit keine Zutaten verschwendet werden, können Sie auch die ganze Mango und Avocado verwenden. So erhalten Sie zwei Portionen, von denen eine Portion im Kühlschrank problemlos bis zum nächsten Tag haltbar ist

Rezepte Abendessen

Gefülltes Hähnchen mit Paprika Mozzarella

Was Sie benötigen:

- 2 Paprikaschoten (rot)
- 200 g Hähnchenbrustfilet
- 75g Karotten
- ¼ Zwiebel (rot)
- 1 TL Tomatenmark
- Handvoll Kräuter Ihrer Wahl
- n. B. Salz und Pfeffer
- ½ Mozzarella
- 1 EL Olivenöl

So wird es gemacht:

Entfernen Sie den Stiel und das Innere der Paprikaschoten inklusive Kerne und schneiden Sie das Hähnchenbrustfilet in mundgerechte Streifen. Danach erhitzen Sie das Olivenöl in einer Pfanne und braten die Hähnchenbruststreifen gut durch. Die Zeit, in der das Hähnchenfleisch brät, können Sie nutzen, um Zwiebeln und Karotten kleinzuschneiden.

Sobald das Hähnchenfleisch durch ist, geben Sie die Zwiebeln ebenfalls in die Pfanne und rösten sie, bis sie glasig sind. Dann die Karotten in die Pfanne geben und mit Hähnchen und Zwiebeln braten. Anschließend

Tomatenmark, Salz, Pfeffer und Kräuter hinzugeben, verrühren und alles zusammen kurz köcheln lassen. Zum Abschluss kommt der Mozzarella für 2 Minuten mit in die Pfanne.

Geben Sie die komplette Mischung jetzt in eine Auflaufform und lassen Sie sie bei 200 Grad auf mittlere Schiene 20 Minuten backen.

Im Anschluss können Sie das Gericht servieren. Allerdings sollten Sie an Ihren Fastentagen auf Brot oder andere Kohlenhydrate als Beilage verzichten.

Gefüllte Zucchini mit Tomaten und Spinat

Was Sie benötigen (2 Personen):

- 1 Zucchini
- 100 g Spinat
- 2 Tomaten
- ½ Paprika
- 1 getrocknete Tomaten
- ½ Knoblauchzehe
- 1 EL Tomatenmark
- 1 EL Muskatnuss
- Schuss Olivenöl
- n. B. Salz und Pfeffer

So wird es gemacht:

Heizen Sie den Ofen während der Vorbereitungen auf 100 Grad vor. Zucchini waschen und Enden entfernen. Anschließend schneiden Sie die Zucchini gleichmäßig in 4 Teile, von denen Sie nochmal zwei Scheiben mit etwa 0,5 cm Durchmesser für die Füllung abtrennen. Entnehmen Sie nun das Fruchtfleisch aus der Zucchini und würfeln Sie es, ebenso die zur Seite gelegten Zucchinischeiben. Die Zucchinischalen heben Sie auf. Hacken Sie Knoblauch und getrocknete Tomaten klein und schneiden Sie die frischen Tomaten ebenfalls in Würfel.

Jetzt garen Sie die ausgehöhlten Zucchini-Schalen für 5 Minuten in einem Topf mit kochendem Wasser und einem Teelöffel Salz. Anschließend halten Sie die Zucchinischalen im vorgeheizten Ofen warm.

Lassen Sie die Fruchtfleischwürfel gemeinsam mit Wasser, Muskatnuss sowie Salz und Pfeffer zu einer Sauce verkochen. Um eine optimale Konsistenz zu erhalten, die Sauce pürieren.

Zum Abschluss bereiten Sie noch die Füllung zu. Dazu geben Sie Olivenöl in die Pfanne und fügen die restlichen Zucchiniwürfel, Tomaten, Knoblauch, Paprika und Spinat bei, sowie etwas Tomatenmark und lassen die Zutaten kurz zusammen anschwitzen.

Jetzt kann angerichtet werden. Nehmen Sie die warmen Zucchinischalen aus dem Ofen und füllen Sie sie mit Pfannengemüse und Sauce. In weniger als 30 Minuten ist dieses kalorienarme Gericht fertig. Perfekt als Abendessen für einen Fastentag.

Das 5:2 Intervallfasten zusammengefasst im Überblick

So könnten zwei Intervallfastentage für Sie aussehen. Die Rezepte können Sie nach Ihrem Geschmack etwas abändern. Wichtig ist lediglich folgendes:

Während der beiden Fastentage dürfen Sie keine schweren Kohlenhydrate zu sich nehmen

Die maximale Kalorienanzahl an Fastentagen beträgt für Frauen 500, für Männer 600

- Wann Sie die Mahlzeiten zu sich nehmen, bleibt Ihnen überlassen. Experten empfehlen jedoch, die Fastenphasen auf die Nacht zu legen
- Die zwei Wochentage, an denen gefastet wird, können Sie frei wählen. Wann Sie fasten, muss keiner wöchentlichen Routine folgen
- Für einen besseren und nachhaltigeren Effekt sollten Sie die Fastentage jede Woche wechseln

Die 16:8 Methode – Umsetzung und Rezepte

Anders als bei der 5:2 Methode dürfen Sie bei der 16:8 Methode so viele Kalorien täglich zu sich nehmen, wie Sie möchten. Zwar sollten Sie auf hemmungsloses Schlemmen von Süßem und Ungesundem dennoch verzichten, wenn Sie an Gewicht verlieren wollen, aber was die tägliche Kalorienzahl angeht, gibt es keine strenge Regelung. Bei der 16:8 Methode kommt es weniger darauf an, was Sie zu sich nehmen, sondern wann. Bei 16:8 dürfen Sie in einer Zeitspanne von 8 Stunden täglich essen, die restlichen 16 Stunden wird gefastet.

Experten empfehlen, die Fastenspanne über den Abend und die Nacht zu legen, damit der Körper über Nacht nicht mit der Verdauung beschäftigt ist, sondern überschüssiges Fett verbrennen und sich zudem besser regenerieren kann. Bei der 16:8 Methode kommt es vor allem darauf an, dass Sie die Zeitspannen des Fastens einhalten und die Nahrungsaufnahme Ihrem natürlichen Rhythmus anpassen.

Die 16:8 Methode angewendet könnte so aussehen

(Beispiel: Eine Woche Montag bis Mittwoch):

Montag:

Frühstück 8.00h: Avocadocreme auf Vollkornbrot

Snack 12.00h: Schafskäse mit Gemüsebeilage

Abendessen 16.00h: Fisch-Gemüse-Pfanne mit Kokosmilch

Dienstag:

Frühstück 10.00h (nach 16 Stunden): Buttermilch Vollkorn Pancakes

Snack 15.00h: Fruchtige Hähnchenspieße

Abendessen 18.00h: Zucchinipizza

Mittwoch:

Frühstück 12.00h: Ananas-Erdbeerteller mit Nussdip

Snack 17.00h: Paprikabrot

Abendessen 20.00h: Vegetarischer Flammkuchen

Frückstücksrezepte (16:8 Methode)

Avocadocreme auf Vollkornbrot

Das wird benötigt (1 Portion) :

- ½ Avocado
- 1 kleine Limette
- 1 Scheibe Vollkornbrot nach Wahl
- 3 kleine Cherrytomaten

So wird es gemacht:

Waschen Sie die Limette gründlich mit heißem Wasser und reiben Sie etwas Schale ab. Pressen Sie anschließend den Saft aus. Dann waschen Sie die Cherrytomaten und halbieren sie. Im Anschluss teilen Sie die Avocado in zwei Hälften und entfernen, falls nötig, den Kern und entnehmen das Fruchtfleisch. Geben Sie das Avocado-Fruchtfleisch nun gemeinsam mit dem Limettensaft in eine kleine Schüssel, verrühren Sie die Masse und schmecken Sie mit Salz und Pfeffer ab. Zum Abschluss streichen Sie die Avocado-Limettencreme auf das Vollkornbrot und garnieren Ihr Frühstück mit den Cherrytomaten.

Das benötigen Sie (3 Pancakes):

- 25 g (etwa ½ EL) Butter
- 75 g Mehl
- 60 g Vollkornmehl (fein gemahlen)
- 1 TL Backpulver
- 1 Eier
- 250 ml Buttermilch
- ½ Zitrone
- 250 g Magerquark
- 3 EL Ahornsirup
- 250 g gemischte Beeren
- n. B. Salz
- Schuss Rapsöl

So wird es gemacht:

Schmelzen Sie die Butter in einem Topf. Danach vermischen Sie, während die Butter abkühlt, die beiden Mehlsorten und das Backpulver in einer Schüssel. Rühren Sie anschließend in einer weiteren Schüssel Ei, geschmolzene Butter, Buttermilch und eine Prise Salz zusammen. Für das beste Ergebnis sollten Sie einen elektrischen Handrührer verwenden. Anschließend fügen Sie nach und nach das Mehl mit einem Esslöffel hinzu und rühren die Mischung mit einem Schneebesen vorsichtig glatt. Lassen Sie den Teig 10 Minuten ziehen.

Während der Teig zieht, schmecken Sie den Magerquark mit Zitronc und Ahornsirup ab und mischen die gewaschenen Beeren unter. Stellen Sie den fertigen Quark in den Kühlschrank, bis die Pancakes fertig sind.

Erhitzen Sie jetzt das Rapsöl in einer Pfanne und geben Sie den Teig portionsweise hinzu. Gut durchbacken und wenden, bis die Pancakes auf beiden Seiten eine goldene Farbe haben.

Jetzt gemeinsam mit Quark und Beeren anrichten und servieren

Hähnchenspieße mit Mango

Das benötigen Sie (2 Portionen):

- 150 g Hähnchenbrustfilet
- 1 Mango
- 1- 2 EL Currypulver
- Eine handvoll Kräuter nach Wahl
- 100 g Joghurt (fettarm)
- n. B. Salz und Pfeffer
- 1 TL Rapsöl
- Eventuell etwas Honig zum Süßen, nach Geschmack

So wird es gemacht:

Waschen Sie zuerst das Hähnchenbrustfilet und tupfen Sie es anschließend sorgfältig mit einem sauberen Küchenhandtuch trocken. Das trockene Hähnchen in mundgerechte Würfel schneiden und in einer Pfanne mit etwas Rapsöl erhitzen. Etwa 5 -8 Minuten gut von beiden Seiten durchbraten und mit Salz und Pfeffer nach Belieben würzen. Sobald das Hähnchen durch ist, lassen Sie die Hähnchenwürfel kurz abkühlen.

Schälen Sie jetzt die Mango und schneiden Sie das Fruchtfleisch ebenfalls in Würfel. Mangowürfel und Hähnchenwürfel sollten etwa gleich groß sein.

Waschen Sie die Kräuter Ihrer Wahl und zerkleinern etwa Dreiviertel der Kräuter fein. Ein paar Kräuterblätter heben Sie für den Spieß auf.

Joghurt mit Currypulver und gehackten Kräutern mischen und mit Salz, Pfeffer und eventuell etwas Honig abschmecken.

Zum Abschluss müssen sie nur noch Hähnchenwürfel, Mangowürfel und Kräuterblätter auf einem Holzspieß aufspießen und können die Spieße dann gemeinsam mit dem Joghurt-Curry-Dip anrichten.

Das wird benötigt (2 Portionen):

- 2 Scheiben Vollkornbrot
- 1 rote Paprikaschote
- 2 Zweige Thymian
- 10g Parmesan
- Salz und Pfeffer nach Belieben

So wird es gemacht:

Waschen und entkernen Sie die Paprikaschote. Anschließend schneiden Sie die Paprikaschoten in kleine Würfel. Thymian waschen und die Blätter von dem Zweig abzupfen. Blätter im Anschluss ebenfalls zerkleinern. Mischen Sie Paprikawürfel mit Thymian und etwas Parmesan in einer Schüssel und schmecken Sie nochmal mit Salz und Pfeffer ab. Jetzt Paprika-Parmesan-Mischung auf das Brot geben und anrichten.

Tipp: Sie können das Paprikabrot kalt servieren oder etwa 5 Minuten im vorgeheizten Ofen bei 180 Grad Umluft backen.

Abendessen Rezepte (16:8)

Fisch-Gemüse-Pfanne mit Kokosmilch

Was Sie benötigen:

- 250 g Seelachs
- 250 g Kokosmilch
- ½ Zucchini
- 1 Paprikaschote (gelb und/oder orange)
- 50 g Brokkoli
- 1 EL Rapsöl
- 1 EL Sesamöl
- 1 Frühlingszwiebel
- Prise Ingwerpulver
- n. B. Salz und Pfeffer
- n. B. Knoblauch
- Etwas Dill

So wird es gemacht:

Falls Sie Tiefkühl-Fisch verwenden, lassen Sie den Fisch vollständig auftauen. Fisch trocken tupfen und, falls nötig, sorgfältig Gräten entfernen. Schneiden Sie den Fisch in mundgerechte Stücke und würzen Sie nach Belieben mit Salz und Pfeffer.

Nun waschen Sie das Gemüse und würfeln die Paprika. Die Zucchini wird in dünne Steifen geschnitten, die

Frühlingszwiebel grob gehackt und der Brokkoli in Röschen geteilt. Vermischen Sie das Rapsöl mit dem Sesamöl und erhitzen sie die Mischung in einer Pfanne. Geben Sie das Gemüse mit Ausnahme des Brokkolis hinzu und braten Sie es gut durch. Jetzt noch das Gemüse in der Pfanne mit Dill, Knoblauch und Salz und Pfeffer abschmecken.

Sobald das Gemüse durchgebraten ist, geben Sie die Kokosmilch hinzu und lassen alles gemeinsam aufkochen. Danach bei niedriger Hitze etwa 15 Minuten weiter köcheln lassen.

Zum Abschluss geben Sie Fisch, Brokkoli und eine Prise Ingwer hinzu und lassen alles zusammen weitere 5 Minuten köcheln, bis der Fisch gar ist. Sie können das Gericht mit Reis servieren. Eine für das Intervallfasten geeignete Alternative ist Vollkornreis.

Was Sie benötigen:

Für den Boden:

- 800 g Zucchini
- 30 g Kichererbsenmehl
- 75 g Parmesan
- 75 g Gouda (mild, gerieben)
- 1 Eier
- 1 Knoblauchzehe
- Etwas Olivenöl
- 1 EL Salz

Für den Belag:

- 200 ml Tomatensauce
- 50 g Käse nach Wahl (gerieben)
- 1 Handvoll Rucola
- 6 Champignons

So wird es gemacht:

Während Sie mit der Zubereitung beschäftigt sind, heizen Sie den Ofen auf 250 Grad vor. Waschen Sie die Zucchini gründlich, ggf. schälen und die Enden entfernen. Anschließend grob raspeln. Vermischen Sie die geraspelte Zucchini in einer Schüssel mit Salz und lassen Sie alles zum Entwässern für 15 Minuten ziehen. Drücken Sie das restliche Wasser anschließend mit einem sauberen Küchenhandtuch sorgfältige aus – der Zucchiniteig sollte so trocken wie möglich sein.

Vermischen Sie die Zucchini nun mi Ei, Kichererbsenmehl, Käse und Knoblauch. Geben Sie den fertigen Zucchiniteig in eine Pizzaform mit geöltem Backpapier als Unterlage und schieben Sie das Blech in den vorgeheizten Backofen. Backen Sie den Teig etwa 10 Minuten.

Anschließend nehmen Sie den durchgebackenen Zucchiniteig aus dem Ofen und bestreichen ihn mit der Tomatensauce. Zum Abschluss die Pizza mit Champignons und Rucola belegen.

Tipp: Wie Sie die Pizza belegen, bleibt Ihnen überlassen. Wenn Sie Champignons und Rucola mögen, empfiehlt sich dieser Belag, da er gesund und kalorienarm ist, aber die endgültige Entscheidung treffen Sie.

Elsässischer Flammkuchen

Was Sie benötigen:

- 200 g Mehl
- 110ml Wasser
- 100 g Speck
- 200 g Schmand
- 1 EL Öl
- 2 Zwiebeln
- n. B. Muskat
- n. B. Salz und Pfeffer

So wird es gemacht:

Rühren Sie Mehl, Salz, Öl und Wasser in einer Schüssel zusammen und kneten Sie anschließend einen Teig aus der Masse. Sofern der Teig auch nach ausgiebigem Kneten zu klebrig ist, können Sie noch etwas Mehl untermischen, bis der Teig die perfekte Konsistenz hat. Anschließend decken Sie die Schüssel ab und lassen den Teig 30 Minuten gut durchziehen.

Während der Teig zieht, können Sie die Zwiebel schälen und in feine Streife schneiden. Danach stellen Sie die Zwiebeln beiseite und rühren den Schmand mit Salz, Pfeffer und einer Prise Muskatnuss zusammen.

Sobald der Teig durchgezogen ist, rollen Sie ihn auf

einem Backblech dünn aus und bestreichen ihn mit dem Schmand. Im Anschluss verteilen Sie nach Belieben Speck und Zwiebeln auf dem Flammkuchenteig und geben die fertige Mischung bei 200 Grad in dem Ofen. Backen Sie den Flammkuchen mindestens 20 Minuten, je nach Ofen kann die Backzeit auch länger ausfallen. Jetzt können Sie den Flammkuchen ofenfrisch servieren.

Die 16:8 Methode zusammengefasst

Wie Sie sehen, enthalten auch die Rezeptvorschlage der 16:8 Methode relativ wenige Kohlenhydrate. Wenig nahrhafte Kohlenhydrate, wie Sie beispielsweise in Weißbrot, Limonade, Süßgetränken und Fast Food enthalten sind, sollten auch beim Intervallfasten nur in Maßen konsumiert werden. Wenn Sie möchten, können Sie die Rezepte jedoch mit gehaltvollen Kohlenhydraten wie Vollkornnudeln und Vollkornbrot, Quinoa, Süßkartoffeln, Naturreis und Hirse anreichern.

Wichtig ist, dass Sie sich satt essen. Das Sättigungsgefühl sollte bestenfalls auch über die 16 Fastenstunden anhalten, denn die tägliche Fastenzeit darf keine Qual für Sie sein. Das Intervallfasten ist nicht als Weg zum Schlankhungern gedacht. Die Ernährungsumstellung beim Intervallfasten muss stattdessen ganzheitlich sein, damit sich kein Jojo-Effekt nicht einstellt, wie bei so vielen anderen Diäten und Sie stattdessen langfristig an Fett verlieren und Muskelmasse aufbauen können.

Das Wichtigste der 16:8 Methode im Überblick:

- Täglich dürfen Sie 8 Stunden Nahrung ohne Beschränkung zu sich nehmen und 16 Stunden wird gefastet

- Wann gefastet wird, bleibt Ihnen überlassen. 16 Stunden lang darf jedoch keine Nahrungsaufnahme erfolgen

- Trinken ist während der Fastenstunden, auch bei 16:8, nicht nur erlaubt, sondern wünschenswert.

- Setzen Sie auf gehaltvolle Kohlenhydrate, die den Blutzuckerspiegel konstant halten

- Geeignete Beilagen sind Vollkornbrot, Quinoa, Süßkartoffel, Naturreis und Hirse

- Essen Sie sich bei den Mahlzeiten satt. Die 16:8 Methode soll keine Anleitung zum Hungern sein

- Überfordern Sie Ihren Körper nicht

Die 18:6 Methode – Umsetzung und Rezepte

Wer eine etwas strengere Variante der 16:8 Methode ausprobieren möchte, kann auch auf die 18:6 Methode setzen. Das bedeutet: Täglich 18 Stunden fasten, 6 Stunden darf gegessen werden. Für Einsteiger ist die 18:6 Methode allerdings nicht geeignet. Auch wenn Ihr Ziel die 18:6 Methode ist, sollten Sie als Einsteiger mit 16:8 beginnen, um Ihren Körper langsam umzugewöhnen und auszutesten, wie sich das Intervallfasten generell auf Sie auswirkt. Vernachlässigen Sie während den 18 Fastenstunden auf keinen Fall das Trinken, das ist bei 18:6 besonders wichtig. Zudem sollten Sie noch besser darauf achten, genug gesunde Kohlenhydrate zu sich nehmen.

Zwei Wochentage der 18:6 Methode könnten folgendermaßen aussehen:

Dienstag

Frühstück 10.00h: Smoothie Bowl

Snack 13.00h: Strawberry-Cheesecake Muffins

Abendessen 16.00h: Vegetarisches Chili mit Tomatenreis

Mittwoch

Frühstück 12.00h: Strammer Max

Snack 15.00h: Tomatensuppe mit Kokosmilch

Abendessen 18.00h: Gemüsepaella mit Cashewkernen

Rezepte 18:6 Methode

Frühstücksrezepte

Mango - Bananen Smoothie Bowl

Was Sie benötigen:

- 100 ml Wasser oder Milch, wahlweise Saft
- 250 g Mango
- 2 EL Haferflocken oder Chiasamen
- 2 – 3 Bananen
- 50 g Mandeln o. Walnüsse
- Etwas Kokosraspeln
- Etwas Honig
- Schuss Limette

So wird es gemacht:

Flüssigkeit mit Mango, 2 Bananen und Chiasamen in einen Mixer geben. Gut durchmixen, bis die Mischung cremig ist. Im Sommer können Sie Eiswürfel hinzufügen. Wer Chiasamen nutzt, muss den Smoothie nach dem Mixen mindesten 15 Minuten quellen lassen.

Jetzt Smoothie mit Kokosraspeln, einem Schuss Limette und etwas Honig abschmecken und mit Bananenscheibchen sowie Mandeln garnieren. Die Smoothie-Zutaten können Sie nach Belieben und

Zwiebeln glasig sind. Geben Sie etwa einen Esslöffel Tomatenmark hinzu und löschen Sie das Ganze mit den passierten Tomaten ab. Nun geben Sie Mais und Kidneybohnen in die Pfanne sowie die gehackte Chilischote. Mit Salz und Pfeffer nach Belieben würzen und zusätzlich mit Tomatenmark, Majoran und etwas Crème fraîche verfeinern.

Reis abgießen und gemeinsam mit dem Chili anrichten.

Gemüsepaella mit Cashewkernen

Was Sie benötigen:

- 150 g Basmatireis (oder Naturreis)
- ½ Bund Petersilie
- 25 g Cashewkerne
- 200 g Cherrytomaten
- 150 g Champignons
- 1 Knoblauchzehe
- 1 Zwiebel
- Messerspitze Kurkuma
- 100 g Bohnen
- Etwas Sahnejoghurt
- 1 Zitrone
- n. B. Salz und Pfeffer

So wird es gemacht:

Kochen Sie den Reis nach Packungsanweisung ab und bereiten Sie 450 ml Gemüsebrühe vor. Anschließend waschen und Schneiden Sie Paprika, Zwiebeln und Cherrytomaten und pressen die Knoblauchzehe aus. Champignons ebenfalls gründlich waschen. Gerade frische Champignons sind oft sehr erdig. Anschließend die Champignons vierteln. Bohnen in ein Sieb geben, gründlich waschen und abtropfen lassen. Zum Abschluss waschen und zerkleinern Sie die Petersilie, halbieren die Zitrone und schneiden sie anschließend in Scheiben.

Jetzt rösten Sie die Cashewkerne für einige Minuten in einer trockenen Pfanne, ohne zusätzlich Öl oder Butter. Erst nachdem Sie die gerösteten Cashewkerne aus der Pfanne genommen haben, fügen Sie Olivenöl hinzu. Im Öl die Champignons für 5 Minuten braten. Holen Sie im Anschluss die Pilze ebenfalls aus der Pfanne und geben Sie dann die Zwiebeln hinein.

Mit einem weiteren Esslöffel Olivenöl braten Sie die Zwiebeln, bis Sie glasig sind. Jetzt geben Sie Paprika, Bohnen und Cherrytomaten hinzu und schmecken die Mischung mit Salz, Pfeffer, Paprikapulver und Kurkuma ab. Die Kurkuma verleiht der Paella die typische gelbe Farbe.

Geben Sie Reis, Gemüsebrühe und Champignons in die Tomatenmischung und lassen alles zusammen etwa 15 Minuten köcheln, bis der Reis die Flüssigkeit vollständig aufgesogen hat.
Richten Sie die Paella an und streuen Sie zum Abschluss die Cashewkerne darüber. Schmeckt besonders lecker mit Sahnejoghurt.

Die 18:6 Methode im Überblick

Die 18:6 Methode funktioniert ganz ähnlich wie die 16:8 Methode, erfordert allerdings mehr Disziplin und ist nicht für jeden geeignet. Wenn Sie schnelle Abnehmerfolge sehen möchten, ist die 18:6 Methode hilfreich. Dauerhaft ist der 18-stündige Verzicht auf Nahrung für die meisten von uns jedoch schwerer umzusetzen. Besonders gilt das, wenn Sie körperlich anstrengende Arbeit verrichten müssen, oder sehr viel Sport machen. Nichtsdestotrotz wird auch mit der 18:6 Methode die Fettverbrennung ordentlich angeregt und der Muskelaufbau gefördert. Hier deshalb noch einmal das Wichtigste im Überblick:

- Innerhalb von 24 Stunden fasten Sie 18 Stunden, 6 Stunden dürfen Sie essen und das 7 Tage die Woche

- Um welche Uhrzeit Sie die Mahlzeiten zu sich nehmen, bleibt Ihnen überlassen. Experten empfehlen jedoch, auch bei der 18:6 Methode die Essenzeiten auf den Morgen und den Nachmittag zu legen

- Nehmen Sie ausreichend Flüssigkeit zu sich, bestenfalls 3 Liter täglich

- Sorgen Sie für eine ausgewogene Ernährung. Durch die strikten Essenzeiten kann es, bei unausgewogener Ernährung, zu Mangelerscheinungen kommen

- Steigen Sie nicht direkt mit der 18:6 Methode ein, sondern stellen Sie Ihren Körper langsam um

- Nach 14 Uhr sollten Sie auf Koffein verzichten

- Um eine Unterzuckerung zu vermeiden, setzen Sie auf gehaltvolle Kohlenhydrate

Und noch eine wichtige Frage zum Schluss – Wie schnell geht es denn nun mit dem Gewichtsverlust?

Im Gegensatz zu vielen anderen Diäten ist das Intervallfasten keine Crashdiät. Stoffwechsel und Fettverbrennung werden angeregt und der Muskelaufbau gefördert. Das alles auf natürlicher Basis. Beim Intervallfasten darf ausreichend gegessen werden, bis sich ein Sättigungsgefühl einstellt.

Das sorgt für langfristige und nachhaltige Abnehmerfolge. Durch die unterschiedlichen Zeitspannen stellt sich im Körper keine Routine ein. Die Fettverbrennung bleit dauerhaft hoch.

Wie schnell Sie letztendlich abnehmen, hängt von vielen zusätzlichen Faktoren ab. Genetische Veranlagung, wie viel Sie sich bewegen, wie gesund Sie sich, zusätzlich zum Intervallfasten, ernähren. Dennoch: Da das Intervallfasten optimal auf den menschlichen Biorhythmus ausgerichtet ist, lässt es früher oder später bei jedem die Kilos schmelzen. So können Sie Ihr Traumgewicht innerhalb weniger Wochen oder Monate erreichen und tun gleichzeitig etwas für Ihre Gesundheit.

Haftungsausschluss

„Die Verwendung der Informationen in diesem Buch und die Umsetzung derselben erfolgt ausdrücklich auf eigenes Risiko. Der Autor kann für etwaige Unfälle und Schäden jeder Art, die sich bei der Zubereitung der Speisen ergeben, aus keinerlei Rechtsgrund die Haftung übernehmen.

Haftungsansprüche gegen den Autor für Schäden jeglicher Art, die durch die Nutzung der Informationen in diesem Buch bzw. durch die Nutzung fehlerhafter und/oder unvollständiger Informationen verursacht wurden, sind ausgeschlossen. Folglich sind auch Rechts-und Schadenersatzansprüche ausgeschlossen.

Der Inhalt dieses Werkes wurde mit größter Sorgfalt erstellt und überprüft. Der Autor übernimmt keine Gewähr und Haftung für die Aktualität, Korrektheit, Vollständigkeit und Qualität der bereitgestellten Informationen. Druckfehler können nicht vollständig ausgeschlossen werden. Weiterhin beruht der Inhalt dieses Werkes auf persönlichen Erfahrungen und Meinungen des Autors. Der Inhalt darf nicht mit medizinischer Hilfe verwechselt werden.

Impressum

1. Auflage

Kontakt: Robert Gesswagner, Wolf huber strasse 5,
4040 Linz
Covergestaltung: Janosch

28699601R00038

Printed in Poland
by Amazon Fulfillment
Poland Sp. z o.o., Wrocław